AF329328

A PROPOS

DE LA

PROPHYLAXIE SANITAIRE INDIVIDUELLE

Communication

faite à la Société française de Prophylaxie sanitaire et morale

le 5 février 1920

Par M. le Docteur GAMBIER

MEMBRE ACTIF DE CETTE SOCIÉTÉ

MEMBRE DE LA SOCIÉTÉ DE MÉDECINE PUBLIQUE ET DE GÉNIE SANITAIRE

IMPRIMERIE René TANCRÈDE
15, RUE DE VERNEUIL, 15
PARIS-7e
—
1920

A PROPOS

DE LA

PROPHYLAXIE SANITAIRE INDIVIDUELLE

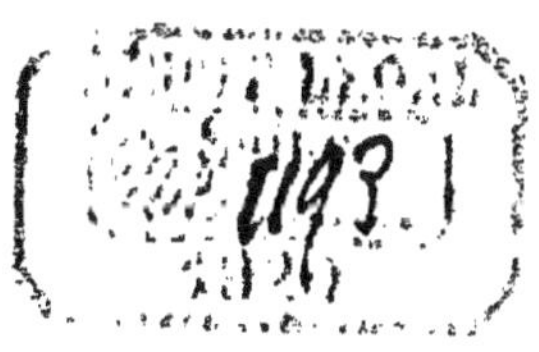

Communication

faite à la Société française de Prophylaxie sanitaire et morale

le 5 février 1920

Par M. le Docteur GAMBIER

MEMBRE ACTIF DE CETTE SOCIÉTÉ

MEMBRE DE LA SOCIÉTÉ DE MÉDECINE PUBLIQUE ET DE GÉNIE SANITAIRE

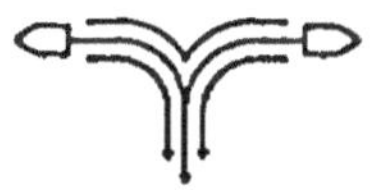

IMPRIMERIE René TANCRÈDE

15, RUE DE VERNEUIL, 15

PARIS-7e

—

1920

A PROPOS

PROPHYLAXIE SANITAIRE INDIVIDUELLE

———

La communication de M. le docteur Gauducheau (1) appelle deux sortes de réflexions : les unes d'ordre général, les autres d'ordre concret.

Si l'on envisage la question de la prophylaxie antivénérienne par l'emploi individuel des antiseptiques d'une façon générale, ce qui surprend et même déconcerte, c'est l'évolution singulière, en quelque sorte paradoxale, qu'a connue cette question au cours de ces dernières années.

Pour qui y réfléchit un instant, il est en effet vraiment étrange que la possibilité de neutraliser ou de détruire les germes vénériens à la porte d'entrée ait été, jusqu'à l'impressionnante démonstration des Américains, considérée par les médecins comme chimérique, et que l'antisepsie se soit, officiellement en quelque sorte, déclarée désarmée contre le gonocoque et le tréponème, alors qu'elle se révélait tous les jours plus puissante, et capable d'annihiler, aux points d'inoculation, des germes tout aussi redoutables, qui, à ses débuts, avaient paru tout aussi résistants à son action, tels que le streptocoque, le bacille de Nicolaïer ou le vibrion septique.

Et il n'est pas moins singulier qu'après s'être refusé à ratifier les conclusions de savants tels que les docteurs Roux

———

(1) Voir communication faite à la Société française de Prophylaxie sanitaire et morale, le 5 décembre 1919, par M. le Dr Ganducheau (de l'Institut Pasteur) dans Bulletin n° 7, décembre 1919.

et Metchnikoff, prétendant avoir établi les propriétés trépo-
némicides du calomel, les médecins n'aient pas repris la question en main et ne l'aient pas fait aboutir.

La question était pourtant d'importance, sa solution de
portée incalculable.

Les difficultés de la résoudre eussent dû stimuler le zèle
des chercheurs.

Et l'accueil enthousiaste, démesuré même qu'avait fait le
public à l'annonce que la pommade de Metchnikoff permettait
désormais de se préserver de la syphilis, était là pour démontrer
combien la masse est préparée à adopter les moyens de défense
antivénérienne qui lui seront préconisés par les autorités médi-
cales. La découverte des antiseptiques antivénériens était assu-
rée à la fois du plus grand retentissement et des conséquences
les plus fécondes pour la sauvegarde des individus, des foyers
et de la patrie.

La position paradoxale prise par les médecins dans la question de la prophylaxie antiseptique antivénérienne, leur per-
sistance à dénier la possibilité de détruire les germes vénériens,
leur inertie à s'engager dans la voie des recherches, 'le scep-
ticisme que certains montrent encore aujourd'hui, en dépit des
preuves incontestables, seraient inexplicables si l'analyse n'éta-
blissait que des considérations d'ordre extra-médical, moral
et religieux, ont eu une influence prépondérante sur leur
attitude.

Or, il importe au premier chef qu'après la démonstration
éclatante faite par les Américains, le médecin sache faire taire
toute autre considération que celle du bien public et remplisse
le rôle éminent qui lui est échu comme éducateur des masses
et comme gardien de la santé publique. Sinon, par le fait de
son abstention, il encourra une énorme et double responsabilité : la première, celle de priver ceux qui s'inspirent de ses
conseils des moyens de défense reconnus comme ayant une

très réelle efficacité, d'où accroissement des contaminations ; la seconde, plus lourde encore, celle de laisser le grand public, docile aux suggestions de la publicité, utiliser les préparations qui, depuis quelque temps, lui sont directement offertes par la voie des annonces, dans certains journaux et dans les vespasiennes et qui, renfermant un antiseptique quelconque, dont les propriétés parasiticides ne sont pas scientifiquement établies, constituent des éléments dangereux de fausse sécurité, d'où nouvel accroissement des contaminations et finalement condamnation d'une méthode qui enrayerait l'épidémie et sauverait le pays, si elle n'avait pas été viciée, par des non-médecins ou des médecins indignes de ce nom, dans son application.

Je suis donc tout à fait d'accord avec M. le docteur Gauducheau pour protester contre le rôle soi-disant moralisateur des maladies vénériennes, contre le dogme du châtiment du péché, contre la notion d'insécurité qui devrait être attachée à tout moyen concret de préservation par les antiseptiques, contre l'invitation au libertinage que la recommandation de la prophylaxie antiseptique risquerait d'entraîner, et pour me rallier à cette opinion qu'il faut savoir, bravant l'ignorance, les préjugés, le formalisme, les intérêts égoïstes, les considérations d'ordre moral ou religieux, faire campagne en faveur de la prophylaxie antiseptique individuelle.

Mais le *modus operandi*, proposé sans restriction par M. le docteur Gauducheau, introduit dans la question, à ne la considérer, pour l'instant, que du point de vue général, un nouvel élément troublant, même pour les initiés et les convaincus.

Avant-hier, la science se déclarait incapable de découvrir les antiseptiques assez puissants pour détruire sur place, au point de leur inoculation, les germes vénériens ; hier, l'expérience, dans les mains des Américains, démontrait irréfutablement cette destruction possible, mais dans certaines conditions d'emploi et dans certains délais seulement, avec un *modus ope-*

randi sévère et si compliqué que celui-ci paraissait ne pas pouvoir être abandonné sans danger à l'initiative individuelle.
Beaucoup de médecins même étaient encore si peu convaincus
de la réalité de la prophylaxie antiseptique antivénérienne,
qu'ils hésitaient, toutes autres considérations mises à part, à
s'engager dans la voie du prosélytisme par le sentiment de la
responsabilité qu'ils allaient assumer en préconisant des moyens
de la valeur desquels ils ne sont pas pénétrés ; aujourd'hui, la
conjugaison de deux antiseptiques, appliqués sans savonnage
préalable, sans friction qui en assure la pénétration, d'abord en
surface puis dans le canal urèthral, est décrétée capable d'annihiler, à coup sûr, n'importe quel germe vénérien.

Un si large fossé sépare les trois étapes, et notamment la
troisième de la seconde, qu'on ne peut s'empêcher, *a priori*, si
convaincu qu'on soit comme moi de la nécessité de simplifier
l'instrumentation et la technique prophylactiques, de trouver
bien opportune la remarque faite par M. le docteur Balzer,
comme conclusion à la communication de M. le docteur Gauducheau, que la Société de prophylaxie doit, aux termes même
de son règlement, réserver sa responsabilité en ce qui concerne les divers procédés préconisés comme moyens concrets
de désinfection préventive.

.•.

Si je me hasarde maintenant, Messieurs, à suivre jusqu'au
bout M. le Docteur Gauducheau sur le terrain des conclusions
qu'il a tirées devant vous, c'est que je connais et c'est que j'ai
fait expérimenter ses formules, la primitive comme la dernière,
laquelle ne se différencie du reste de la première que par une
dose moindre de thymol, le titre initial ayant été reconnu, par
M. le Docteur Gauducheau lui-même, comme pouvant déterminer des irritations réactionnelles chez des sujets à muqueuses
particulièrement délicates.

Il n'est pas douteux que ces formules doivent être considérées, au même titre que plusieurs autres, proposées par d'autres auteurs, et que j'ai également expérimentées, comme susceptibles de contribuer à l'enrayement de l'épidémie vénérienne, si l'emploi en était généralisé, et qu'elles sont de celles qu'il faut retenir.

L'association calomel-thymol est une association heureuse, le thymol renforçant le pouvoir parasiticide du calomel dont l'action est douteuse contre les germes vénériens autres que le tréponème.

Et je suis d'accord avec M. le Docteur Gauducheau pour estimer que, employée systématiquement par les collectivités, la pommade calomel-thymol abaisserait le nombre des contaminations et ferait s'infléchir la courbe dont la montée, pour s'être ralentie ces derniers mois, n'en continue pas moins sa marche ascensionnelle.

Mais si, par impossible, tous ceux qui s'exposent au danger vénérien recouraient à cette pommade, verrait-on la courbe tomber à zéro? Je réponds par avance et sans hésitation, me réservant d'en donner les raisons dans un instant, par la négative.

Or, si la méthode n'est pas infaillible, pouvons-nous la présenter au public comme telle; pouvons-nous la représenter comme telle à nos enfants, à l'heure où ils vont entrer dans la vie sexuelle et courir les redoutables aléas des rencontres de hasard, et pouvons-nous, en conscience, parce que la pommade est susceptible de protéger 95 o/o, et même plus si vous le voulez, des hommes groupés en collectivités, tenir pour négligeable la proportion, si infime qu'elle soit, des isolés, des solitaires, parmi lesquels compteront peut-être nos propres fils et pour lesquels la recommandation de la pommade serait une invite, si nous acceptions sans réserve les conclusions de M. le Docteur Gauducheau, à recourir à une arme de défense d'efficacité absolue, alors que celle-ci n'est que relative.

J'entends bien, je le répète : M. le Docteur Gauducheau a surtout en vue les collectivités, notamment les militaires, les marins, les coloniaux, les voyageurs ; j'entends bien qu'il oppose les résultats, magnifiques dans leur ensemble, qui découleraient de l'emploi généralisé de sa préparation aux conséquences lamentables de l'abstention actuelle ; j'entends bien qu'il subordonne l'efficacité de son tube unique et le rendement de sa technique simplifiée à une application correcte, qu'il ne précise du reste pas autrement.

Mais le public ne saurait faire ces distinctions. Des conclusions, apportées ici et ailleurs, dont l'écho lui parviendra retentissant comme toute vibration sonore née dans une Société savante, il retiendra seulement l'affirmation qu'il est possible de se préserver sûrement par une simple application de la pommade. Et les insuccès, dont beaucoup demeureront ignorés, car ils comportent d'ailleurs l'aveu qui se refuse, feront vite un cadre noir au tableau des statistiques.

*
**

Il faudrait pour le moins, tout d'abord et par dessus tout, préciser les délais dans lesquels la simple application en surface est incontestablement opérante.

Or dans aucune des communications, non expurgées, auxquelles je me réfère, aucune indication du temps, qui doit s'écouler au maximum entre le contage possible et la manœuvre prophylactique, n'est stipulée.

Sans doute, le temps écoulé doit-il être le moindre possible et il est à peu près certain que dans les expériences *in anima vili* auxquelles a bien voulu se soumettre un de nos confrères, l'application intus a suivi sans intervalle, appréciable du moins, l'inoculation gonococcique.

Or, il est possible qu'aux colonies, parmi des troupes dis-
ciplinées ou plutôt moins esclaves de l'éducation et des préjugés des habitants de la métropole, moins assujetties aux
conditions dans lesquelles les jeunes hommes de chez nous
s'exposent habituellement, moins respectueuses des suscepti-
bilités féminimes, elles-mêmes moins portées sans doute à
s'éveiller, il est possible que la désinfection antiseptique puisse
le plus souvent suivre de près le contact suspect.

Mais il n'en est certainement pas ainsi en France, dans les
milieux où il importe de vulgariser la prophylaxie antiseptique et où son adoption est subordonnée à une condition
essentielle, dont l'importance capitale m'a été révélée par les
milliers d'enquêtes que j'ai poursuivies et de confidences que
j'ai reçues.

Cette condition est que les intéressés, dominés par le souci
de n'être pas accusés et même soupçonnés de prendre la
moindre mesure de précaution, ne consentent à faire la toilette
prophylactique qu'une fois leur liberté et la solitude recou-
vrées, ce qui, dans la majorité des cas, pour des raisons que
vous devinez, fait différer la désinfection préventive de huit,
dix et même douze heures.

Ainsi différée, une simple application d'une pommade à
double effet offre-t-elle une sécurité suffisante pour qu'elle
puisse être recommandée sans réserves et donnerait-elle
parmi les civils, isolés, des résultats comme ceux qui ont pu
être enregistrés aux colonies parmi les soldats et les marins?

Je suis profondément convaincu du contraire. La toilette
prophylactique, faite suivant le *modus operandi* américain,
autrement sévère que la simple application, sans savonnage
préalable et sans friction consécutive, m'a elle-même paru offrir
une sécurité si relative, quand on ne l'exécute pas dans les
toutes premières heures qui suivent le contact suspect, que je
me suis attaché à déterminer les conditions dans lesquelles la

toilette retardée peut être faite avec des garanties pour ainsi
dire absolues, et que je viens de consacrer près d'une année
entière de recherches et d'expérimentations à leur étude.

Que l'on adjoigne au calomel soit le thymol à la dose optima,
soit le xylol auquel vont mes préférences, soit les albuminates
d'argent, soit l'iode, les termes du problème à résoudre demeu-
rent les mêmes et sa solution aussi délicate, du moment que la
toilette n'est pas faite immédiatement « après ».

Le thymol, pour si excellent antiseptique spécial qu'il soit,
ne confère pas en effet, à la pommade à laquelle il est incorporé, la spécificité qui fait défaut à la pommade dite de
Metchnikoff, au-delà de quelques heures.

Or j'y insiste, la toilette n'est pas et, à moins de réformer
complètement la mentalité française, ne sera que rarement
faite dans un court délai par les isolés de la métropole, même
lorsque l'éducation antivénérienne aura été poursuivie et que
l'efficacité des préparations prophylactiques aura été représentée comme fonction du temps écoulé.

Étant aussi pénétré que M. le docteur Gaudicheau de
l'importance considérable, voire capitale, de simplifier l'instrumentation et la technique prophylactiques, mais pénétré plus
encore de la nécessité d'adapter l'une et l'autre aux seules
conditions particulières dans lesquelles le Français, livré à lui-
même, consent à y recourir, il m'est apparu que cette simpli-
fication, pour ne pas être obtenue aux dépens de la sécurité,
ne pouvait l'être qu'à condition d'exalter la puissance d'action
et de pénétration des principes actifs et des excipients expéri-
mentés avec succès, mais dans des conditions différentes, tant
par l'armée américaine en France que par nos soldats et nos
marins en Indo-Chine.

Pensant que, par voie de conséquence, elles me révèleraient
la cause des échecs qui ont été parfois constatés, alors même
que la pommade dite de Metchnikoff était bien conforme à la

formule et que la pommade avait bien été employée suivant la technique de Metchnikoff, mes recherches, que vous trouverez, en partie, consignées dans le dernier numéro des *Annales des Maladies Vénériennes*, ont tendu tout d'abord à déterminer quel est le mécanisme d'action du calomel.

J'ai été ainsi amené à constater que le calomel agit en libérant du mercure au contact des humeurs et sous l'influence de la température du corps, que la friction avait pour effet de favoriser cette production de mercure, et que les échecs devaient être rapportés soit à des impuretés entravant la dissociation, soit à des défectuosités dues à l'inégale répartition, par suite de sa densité, du principe actif dans un excipient difficile à manipuler comme la lanoline.

J'en ai déduit que la pommade de Metchnikoff ne serait vraiment fidèle, que la friction ne saurait être retardée et raccourcie sans que ce soit ou aux dépens de la sécurité qu'à condition de substituer au calomel à la vapeur ordinaire, un calomel d'une pureté absolue, léger, ténu, impalpable, susceptible, en raison même de son état de division extrême, de libérer du mercure à l'état naissant, avec une extrême facilité, au contact de l'humidité et de la chaleur du corps et, par les vapeurs dégagées, d'agir en profondeur jusqu'aux lymphatiques.

Et voilà pourquoi, sans qu'il me vienne le moindrement à la pensée de demander à la Société de Prophylaxie d'accréditer ce calomel, je suis profondément reconnaissant au Laboratoire de la Sorbonne qui a bien voulu me donner le moyen de réaliser, sous un état physique et chimique particulier, un produit spirillicide, que je considère comme véritablement spécifique.

A ce calomel, j'ai associé le xylol dont le pouvoir microbicide est certainement égal, pour le moins, au thymol, dont M. le Dr Bory, qui l'a systématiquement employé, tant pour la prophylaxie immédiate que pour la prophylaxie médiate, alors qu'il était médecin-chef du Centre Vénéréo-Dermatologique de la 20ᵉ région, a pu dire qu'il est un « antiseptique parfait contre tous les germes vénériens », et qui a le grand avantage, complémentaire, de transformer la pommade dite de Metchnikoff, si peu maniable, non pas en Indo-Chine, mais dans nos pays, surtout par les temps froids, en une crème des plus faciles à étaler jusque dans les moindres replis.

Mais je ne me suis pas rallié à l'avis de M le Dʳ Bory, qui a conseillé d'employer la pommade calomel-xylol intus et extra, comme M. le Dʳ Gauducheau conseille de le faire pour la pommade calomel-thymol ; et ce, pour plusieurs raisons que j'ai développées longuement dans une publication qui va paraître, et dont la principale est la suivante : c'est que les pommades à base de graisse sont extrêmement peu adhérentes à la muqueuse uréthrale et sont, par ce fait, d'une action hypothétique, surtout quand l'injection est retardée et qu'il importe que le contact de la pommade avec la muqueuse soit prolongé.

Ici encore m'est apparue la nécessité de trouver un excipient ayant la propriété d'adhérer à la muqueuse et d'assurer ainsi le contact prolongé du principe actif qui lui est incorporé.

J'ai mis au point un excipient, qui a la caractéristique d'être exempt de matières grasses, d'être soluble dans les sécrétions naturelles des muqueuses et de favoriser ainsi la pénétration du topique jusqu'au contact des culs-de-sac glandulaires. Mon choix s'est fixé sur le protargol qui, à la dose de 2 o/o, dose optima déterminée par nos confrères américains, au cours des plus larges expérimentations, sous le contrôle médical, qu'il soit possible de concevoir et de réaliser, s'est révélé comme le plus sûr agent antigonococcique que nous ayons actuellement à notre disposition.

Ayant, par ailleurs, trouvé le moyen d'obtenir des solutions de protargol incolores, j'ai, du même coup, réalisé une des conditions auxquelles le public attache une importance capitale, en raison de sa phobie des taches dénonciatrices.

Ma solution étant enfermée dans un tube-canule analogue à celui qu'emploie M. le D' Gaducheau, mon instrumentation est donc presque aussi simple ; elle permet, elle aussi, l'application en tous temps et en tous lieux. La technique est également presque aussi simple et la sécurité peut être pratiquement considérée comme absolue.

.

Je dis que ma technique est presque aussi simple ; elle est, en fait, un peu plus compliquée quand la toilette est différée de 8, 10 ou 12 heures.

J'estime, en effet, que lorsque la toilette est ainsi retardée, la protection ne saurait être absolue sans comprendre le savonnage « rigoureux, prolongé » que M. le Docteur Balzer préconisait dans un article de la *Presse Médicale*, en date du 14 octobre 1915.

Je m'empresse d'ajouter que ce savonnage est facilement accepté quand la toilette est faite « à froid » si je puis dire, dans l'isolement, alors que l'intéressé est dans des conditions psychiques et matérielles favorables à une manœuvre exécutée sans hâte et méticuleusement.

En ceci, l'opinion de M. le Docteur Gauducheau diffère surtout de la mienne.

Cette différence est fonction de la question du temps écoulé, dont M. le Docteur Gauducheau ne paraît pas faire état, et dont je fais la pierre angulaire du succès de la pratique préventive, le savonnage me paraissant être un temps obligé de la toilette *différée*, représentée comme infaillible.

Quant à l'analogie avec la désinfection d'un champ opératoire, simplement badigeonné à la teinture d'iode en cas d'urgence, sans bain et sans savonnage préalables, elle est plutôt apparente que réelle ; la différence est grande, en effet, entre la peau, à la surface de laquelle rampent quelques microbes banaux, que va trancher un bistouri stérile et les muqueuses mécaniquement hypérémiées, souillées parfois depuis des heures par des sécrétions virulentes, et qu'ont pénétré, par effraction, des germes spécifiques.

Messieurs, à ce petit chef-d'œuvre publié, sous les auspices de votre Société, *Pour nos fils quand ils auront 18 ans*, il manque, on l'a dit depuis longtemps, un chapitre : comment se préserver des maladies vénériennes ?

Ce chapitre, l'illustre professeur Fournier l'écrirait, s'il était encore de ce monde, lui qui, devant l'immensité des résultats promis par les expériences de Metchnikoff, n'avait pas craint, veuillez vous le rappeler, d'assumer la responsabilité de la publication, dans votre *Bulletin*, de la note du regretté professeur Bernheim préconisant les mesures de prophylaxie privée antivénérienne.

Ce chapitre, la Société de Prophylaxie Sanitaire et Morale doit à la mémoire de son fondateur de l'écrire.

La communication de M. le Docteur Gauducheau vous a paru peut-être vous en fournir le premier feuillet.

J'espère que vous voudrez bien estimer que la mienne peut en constituer le second.